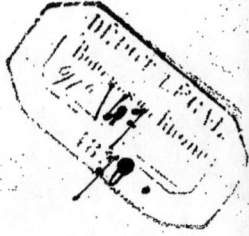

LA MOTTE

(ISÈRE)

EAUX SALINES MIXTES SODIQUES CALCIQUES.

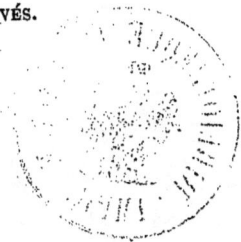

UTILITÉ DES EAUX MINÉRALES TRANSPORTÉES

———

LA MOTTE

(ISÈRE)

EAUX SALINES MIXTES CHLORO-BROMURÉES

PAR

Le Dr A. COMANDRÉ

MÉDECIN AUX EAUX DE CAUTERETS (Htes-Pyrénées)

ANCIEN MÉDECIN DES ÉPIDÉMIES

MEMBRE DE DIVERSES SOCIÉTÉS SAVANTES, ETC.

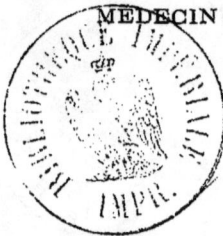

PARIS

J.-B. BAILLÈRE ET FILS

LIBRAIRES DE L'ACADÉMIE IMPÉRIALE DE MÉDECINE

19, rue Hautefeuille, 19.

1870

TYPOGRAPHIE ET LITHOGRAPHIE CAYER ET Cie
Rue Saint-Ferréol, 57.

AVANT-PROPOS

Les eaux de La Motte, choisies par nous pour représenter les eaux *salines chloro-bromurées*, se recommandaient par leur conservation parfaite après des années de mise en bouteille, avantage qu'elles ne cèdent à aucune source de la même classe.

Leur composition mixte, offrant à la fois des sulfates et des chlorhydrates sodiques et calciques, plus certaines proportions de bromures, les indiquaient, en vue de ces qualités chimiques, pour répondre aux indications les plus variées dont les eaux salines sont susceptibles. C'est ce que l'expérimentation clinique a démontré depuis longtemps, ainsi que nous le verrons ci-après.

C'est donc sur elles que nous allons concentrer notre attention dans l'étude des indications et contre indications que les eaux de cette classe peuvent offrir.

UTILITÉ DES EAUX MINÉRALES TRANSPORTÉES

LA MOTTE

(ISÈRE)

EAUX SALINES MIXTES CHLORO-BROMURÉES

I

IMPORTANCE DE LA MÉDICATION PAR LES EAUX DE LA MOTTE TRANSPORTÉES.

Avant que les analyses chimiques modernes fussent venues expliquer en partie l'action curative des eaux de La Motte dans des maladies chroniques, Tissot et Nicolas, s'étayant sur la clinique, avaient eu occasion d'en reconnaître la valeur thérapeutique. Ils l'exprimèrent formellement dans des écrits dont l'importance leur a valu de prendre rang parmi les classiques de la médecine.

Ces deux maîtres, les plus autorisés, rapportent qu'on faisait jadis un fréquent usage des eaux de La Motte en France et même à l'étranger : « Il n'a fallu rien moins que les grands événements éclos au souffle de la Révolution française pour faire tomber ces eaux dans l'oubli (1). » — Tissot affirmait « qu'il ne connaissait « qu'elles qui fussent propres à guérir un grand nombre de ma- « ladies, et qui eussent *la propriété de pouvoir être transportées* « *sans perdre de leurs vertus médicales.* » Nicolas avait écrit aussi : « *Ces eaux ne perdent que leur chaleur par le trans-* *port.....* »

Nous fixons surtout l'attention du lecteur sur ce dernier point, car aujourd'hui les progrès de la science hydrologique permettraient de montrer facilement à Tissot que les eaux de La Motte sont loin d'être *les seules propres à guérir un grand nombre de maladies;* mais que toutes n'ont pas, comme celles qui nous occupent, l'avantage de ne perdre que leur température par le transport. — Bien d'autres auteurs, parmi lesquels on peut citer Leroy, Breton, Gachot, Tardin, Billon, Billerey, Bally, leur ont rendu hommage.

(1) Dr H. BUISSARD. *Eaux de La Motte.* Grenoble 1861.

Leur parfaite conservation en bouteilles pendant des années et leur limpidité irréprochable sont les conditions essentielles, mais heureusement très-réelles, qui réservent aux eaux en question une extension considérable dans leur emploi à distance du griffon.

A 25 kilomètres environ de Grenoble (Isère), dans le canton de Lamure, est une gorge profonde où coule le torrent *le Drac*. Là sourdent trois sources minérales d'une température de 60 à 63 degrés et qui, réunies, donnent un débit de 6,600 hectolitres en 24 heures.

L'impossibilité matérielle de fonder un Etablissement sur le point d'émergence, a donné lieu à l'installation d'une puissante machine animée par les eaux du torrent. Cet appareil élève les eaux minérales à une hauteur de 300 mètres. — On pourra lire sa description dans l'ouvrage du docteur Dorgeval-Dubouchet, Lyon, 1849, *sur les Eaux de La Motte*. — On y trouvera encore une description détaillée du bel établissement de La Motte, de ses installations balnéaires et les plus grands détails sur ce joli pays; sur sa flore, ses industries, ses mines, ses légendes, etc..., toutes choses intéressantes qui n'entrent point dans le cadre de notre œuvre. Nous nous bornons à les indiquer.

Les eaux de La Motte n'ont pas eu à attendre jusqu'à aujourd'hui pour reprendre parmi les stations thermales le rang légitime et honorable qui leur revenait. Les écrits déjà cités de MM. les docteurs Buissard et Dorgeval-Dubouchet auxquels sont venues se joindre les notices du docteur Gubian, actuellement médecin-inspecteur de cette station, font toucher au doigt tous les avantages que les affections rhumatismales, scrofuleuses, les névroses, les névralgies, les paralysies, les engorgements des viscères, etc..., pouvaient retirer de l'action de ces eaux à la station même. — A nous, aujourd'hui, de faire comprendre aux praticiens tout ce qu'ils sont en droit d'attendre de leur emploi à domicile et de rendre à ces eaux la vogue dont les Tissot et les Nicolas les avaient depuis longtemps reconnues dignes.

II.

EXAMEN DE L'EAU MINÉRALE DE LA MOTTE. — ACTION PHYSIOLOGIQUE.

Les progrès scientifiques nous dévoilent fréquemment la raison d'affirmations avancées depuis longtemps par des observateurs de premier ordre. Se basant seulement sur le fait clinique, des grands maîtres ont affirmé la valeur d'une eau minérale. Ce n'est que plus tard que l'analyse chimique, dévoilant les éléments de sa composition, a pu expliquer le fait thérapeutique.

Ainsi, dans l'espèce, le *bromure* alcalin et les traces d'iode indiquées par MM. O. Henry et V. Bally en 1841 dans leurs analyses, peuvent nous dire jusqu'à un certain point l'utilité de ces eaux dans les maladies scrofuleuses. Plus tard, en 1851, MM. H. Breton et Buissard y ont trouvé des traces d'arsenic. Si ces simples traces du métal toxique, dont l'importance thérapeutique est aujourd'hui en si grand honneur, ne sont point suffisantes par elles seules à donner aux eaux de La Motte un caractère spécial, il est fort probable que la minime quantité de cette substance n'est pas sans importance en présence des autres éléments qui constituent dans leur ensemble la personnalité de ces eaux.

Ce sont ces éléments accessoires qui, à notre avis, sont appelés à déterminer les espèces, alors que déjà les principes minéraux plus abondants ont servi à fixer les classes, les ordres et les genres.

La classification des eaux minérales basée sur leur composition chimique seule, est bien loin d'être une classification que l'on pourrait nommer méthodique et naturelle. Elle est essentiellement artificielle. Pour être naturelle et méthodique, il faudrait faire entrer en ligne de compte les effets thérapeutiques. Or, ces derniers, pour bien des causes, n'ont pu encore être suffisamment et généralement assez bien reconnus pour pouvoir fonder sur eux un classement scientifique. Reste donc la classification que l'on a pu étayer sur l'analyse chimique et c'est sur elle seule que nous devons nous appuyer actuellement pour préciser la place à assigner aux eaux de Lamotte dans le cadre des eaux minérales.

MM. Pétrequin et Socquet, divisant les eaux salines en trois ordres : les *salines chlorhydratées*, les *salines sulfatées* et les *salines mixtes*, ont naturellement placé celles qui nous occupent dans le troisième ordre. En outre, dans ce troisième ordre, il a fallu distinguer les eaux salines mixtes sodiques, les salines mixtes sodiques-calciques et les salines mixtes sodiques-magnésiennes. D'où trois groupes ou genres. Ainsi que l'indique leur analyse ci-après, c'est dans le second de ces groupes que les eaux de La Motte se placent.

ANALYSE DES EAUX DE LA MOTTE

D'APRÈS MM. O. HENRY et V. BALLY en 1841

REVUE EN 1851 PAR MM. H. BRETON ET H. BUISSARD

	Source du puits.	Source de la Dame.
	Sur 1,000 grammes	
Acide carbonique.....................	Quantité indéterminée.	
Carbonate de chaux (primitivement) — de magnésie (à l'état de bi-sels)	0 80	0 64
Sulfate de chaux...	1 65	1 40
— de magnésie.....................	0 12	0 10
— de soude anhydre.................	0 77	0 67
Chlorure de sodium	3 80	3 56
— de magnésium....................	0 14	0 12
— de potassium	0 06	0 05
Bromure alcalin.........................	0 02	Traces sensibles.
Iodure alcalin..........................	Traces sensibles	Traces sensibles.
Silicate d'alumine	0 02	0 05
Crénate et carbonate de fer...............	0 02	0 014
Manganèse.............................	traces	traces
Arsenic probablement à l'état d'arsénite de fer	traces	traces
TOTAL.......	7 40	6 604

Ce qui frappe d'abord dans cette analyse c'est la quantité considérable de principes fixes s'élevant jusqu'à 7 gr. 40. Cette quantité nous porterait à engager les propriétaires à rechercher ces sels par l'évaporation de l'eau minérale et arriver à offrir des pastilles, des poudres médicamenteuses et même des quantités de ces sels propres à recomposer à domicile les bains si précieux de l'établissement. Les précédents favorables qui existent déjà dans d'autres stations disent assez les avantages que la thérapeutique en retirerait et garantissent aux propriétaires de La Motte un légitime profit commercial. Il est vrai que ces essais ont été tentés, mais l'impulsion avait été mal donnée; les préparations sont restées dans les officines, et n'ont point été utilisées par les malades. Sous une direction active et intelligente, il en sera tout autrement.

L'examen particulier de chacun de ces éléments qui donnent un ensemble de 7 gr. 40 nous fera sentir l'action physiologique et thérapeutique de ces eaux. Mais avant, nous avons à dire un mot d'un élément qui leur est propre et qu'on ne peut leur faire conserver par le transport : c'est la chaleur.

Cet élément est-il indispensable à leur action? Nullement. Si l'expérimentation clinique n'était venue se prononcer directement dans l'usage des eaux de La Motte à domicile, on pourrait, par analogie, présumer que l'élément chaleur n'emporte pas avec lui les vertus curatives.

Personne n'ignore l'usage immensément étendu qui se fait des eaux de Vichy transportées dans le monde entier. Cependant ces sources, comme celles qui nous occupent, sont au griffon avec une très-haute température.

D'autre part, combien de sources minérales qui sont thermales, d'une température souvent égale entre elles et qui cependant varient absolument dans leurs effets thérapeutiques ! Dira-t-on que la chaleur des eaux minérales est une chaleur *sui generis*, différente de celle des autres foyers? Cette idée, mise en avant par quelques personnes, n'a pas été acceptée. Aucune expérience scientifique n'est venue à son appui. Il est, en effet, des sources thermales froides auxquelles une chaleur artificielle procure les avantages que la thermalité naturelle vaut à celles qui émergent du sol à une haute température.

Le calorique étant le même dans la nature entière, il s'ensuit qu'au besoin, on peut rendre à domicile à une eau minérale refroidie sa température primitive. Cependant, dira-t-on, il paraît préférable de faire usage des eaux à la station avec leur chaleur naturelle que chez soi avec une chaleur artificielle. L'on voit bien des malades qui ont obtenu une guérison définitive à la station après n'avoir eu que de légers amendements chez eux.

Ceci est incontestable. Nous n'en sommes pas à vouloir mettre en opposition ou en concurrence la médication hydrominérale à domicile avec la même à la station. Notre but est au contraire de nous étayer sur cette dernière pour conduire à utiliser dans l'eau minérale ce qui reste de ses vertus lorsqu'elle est portée loin du griffon.

Ces vertus conservées varient énormément d'après les sources. Rien de plus vrai. Nous l'avons dit ailleurs, les unes restent telles quelles, les autres s'altèrent plus ou moins. Il en est qui changent d'état. Nous connaissons des bicarbonatées-sodiques qui deviennent, en bouteille, des sulfhydratées. Si ces changements n'existaient pas, ce travail n'aurait pas de raison d'être, les monographies des établissements fixant assez sur une substance qui serait la même sur place ou à distance.

Le Chlorure de sodium, dans les eaux qui nous occupent, y est pour la moitié des principes fixes. Il dépasse même cette moitié, si l'on y joint les petites proportions de chlorure de magnésium et de potassium que l'analyse y montre.

En second lieu, les Sulfates de chaux, de soude et de magnésie y paraissent pour 2 gr. 54, soit environ 1/3 des mêmes principes.

Enfin au troisième rang, comme quantité, viennent les Bromures, Iodures et Arsénites. — L'importance bien reconnue aujourd'hui de ces dernières substances dans les eaux minérales compense grandement leurs faibles quantités et leur mériterait peut-être d'être citées en première ligne. Il y a une tendance à faire à ces minimes quantités minérales une grande part dans l'action thérapeutique des eaux. Il est incontestable que si l'on veut se rattacher à quelque chose de pondérable, c'est bien à ces substances, pour si minime que soit leur masse, qu'il faut attribuer la différence d'action qu'il y a entre une solution de sel marin et de sulfate de chaux et l'eau minérale de La Motte. — C'est encore à ces substances minimes que revient la différence qu'il y a entre deux ou plusieurs sources de la même classe d'eaux. — Enfin, il n'est pas douteux que ces divers éléments s'influencent réciproquement et concourent à un ensemble qui fait l'individualité de la source, sans pour cela se soustraire aux propriétés génériques des éléments qui la constituent.

Il sera donc naturel de retrouver dans les eaux de La Motte les mêmes phénomènes que l'on trouve dans les eaux chlorhydratées-sodiques et sulfatées-calciques, plus ou moins nuancées par les petites quantités des éléments cités.

« Les eaux de La Motte, disent MM. Pétrequin et Socquet, bues à la dose de deux à huit verres, ont un effet laxatif assez constant et parfois très-marqué. » Bues chaudes, l'effet purgatif est bien diminué. L'action purgative est souvent annihilée parce que les malades prennent leurs douches et transpirent dans le maillot peu de temps après avoir bu l'eau minérale (1). » — Voici donc la privation du calorique augmentant dans les eaux de Lamotte un phénomène physiologique important. La chaleur n'est donc pas, comme nous le disions plus haut, un élément indispensable. — Voilà pour le tube digestif.

Bien d'autres systèmes de l'économie sont influencés physiologiquement par les eaux de La Motte.

Il est d'observation, et le docteur Buissard a soin de signaler le fait, que les animaux exténués, épuisés par le travail et les mauvais traitements, reprennent de l'embonpoint en buvant les eaux de La Motte. « Leur poil, en partie tombé, repousse plus épais et plus brillant que jamais. » — Ceci nous paraît devoir être noté. Nous avons déjà parlé, au sujet des eaux de Cauterets (2), des bons effets que retiraient des eaux de la source *Raillère* les

(1) Buissard, ouv. cité.
(2) *Utilité des Eaux minérales transportées.* Cauterets.

chevaux étalons des haras de Tarbes et de Pau, devenus poussifs et catarrheux par l'abus de la monte. — L'embonpoint obtenu par les eaux de La Motte chez les animaux donne à ces eaux une importance que l'on peut comparer dans leur genre, à celle de la station pyrénéenne.

Les grands centres nerveux sont grandement surexcités par les eaux de La Motte. Il survient de l'insomnie, tout au moins une diminution dans la durée du sommeil. (Buissard.)

Cette surexcitation se porte aussi sur l'utérus dont l'activité fonctionnelle se trouve réveillée. Les règles deviennent plus abondantes et plus régulières, elles deviennent même indolores lorsqu'elles ont été douloureuses.

Enfin les reins traduisent un effet *diurétique* très-marqué pendant l'usage de ces eaux. (Patissier, *Rapport de* 1854.)

Ces divers phénomènes, d'après MM. Pétrequin et Socquet, reviennent de droit : les uns, la diurèse, l'effet purgatif, l'amélioration de la nutrition et du flux menstruel, au chlorhydrate de soude ; les autres, l'irritabilité nerveuse et l'insomnie sont dus au sulfate calcique. Avec l'aide de la chaleur, ce sulfate calcique revendiquerait encore les bons effets constatés dans les vieilles *bronchorrhées*. Cela admis, n'est-il pas rationnel d'attribuer aux *bromures, iodures* et *arsénites*, pour si minime que soit leur quantité dans les eaux de La Motte, cette diminution des engorgements glandulaires et viscéraux, cette sorte d'atrophie de l'obésité que l'on observe pendant l'usage des eaux. — Le minime des doses n'implique pas une faible influence. Nous savons déjà que ce ne sont pas les sources les plus chargées de principes minéraux qui ont les effets dynamico-physiologiques et thérapeutiques les plus puissants. Ainsi des quantités très-faibles de fer, dans une eau minérale, guérissent mieux une anémie, une chlorose, que les doses massives du même spécifique artificiellement préparé.

Sachons donc attribuer aux bromures, iodures et arsénites des eaux de La Motte, les phénomènes d'atrophie que l'on observe au milieu de ceux qui reviennent à ses chlorhydrates et à ses sulfates.

Enfin l'action combinée des sulfates et des bromures peut expliquer leur utilité, reconnue dans les maladies de la peau.

III.

ACTION THÉRAPEUTIQUE.

Il est d'autant plus logique de conclure de l'action physiologique des eaux de La Motte à leurs propriétés thérapeutiques, que la corrélation qui lie ces deux effets est plus facile à saisir.

C'est ce que nous allons tâcher de faire sentir, en exposant leurs indications et contre-indications dans les diverses maladies.

Indications et contre-indications tirées des caractères généraux des maladies.

L'excitation générale observée sur les animaux qui font usage des eaux de La Motte, dont nous avons parlé plus haut, non moins que l'irritabilité constatée chez l'homme, dans les grands centres nerveux, nous montre que les eaux de La Motte partagent, avec le plus grand nombre des eaux minérales, la propriété de produire ce *remontement général* dont nous avons eu occasion de parler au sujet d'autres sources.

Nous conclurons donc pour elles, comme pour celles qui déterminent ce remontement général, à ce quelles ne soient jamais employées dans les maladies aiguës.

Cette règle nous paraît formelle, et les très rares exceptions qui pourraient se produire ne devraient être accueillies qu'après un sévère examen fait par le médecin, seul juge souverain dans chaque cas particulier de maladie.

Ce n'est donc qu'aux maladies chroniques, proprement dites, ou à des maladies aiguës passées à l'état chronique, dont nous parlerons, que les eaux de La Motte peuvent convenir.

Quel que soit le nom de la maladie, son siége, la constitution du malade ou son tempérament, s'il existe chez lui le moindre mouvement fébrile, il faudra surseoir aux eaux de La Motte jusqu'à ce que ce mouvement fébrile soit éteint. — Mais tout état apyrétique autorise à employer les eaux de La Motte. Si, dans ces circonstances, ces eaux éveillent quelque accélération du pouls, qu'un mouvement fébrile survienne, il ne faudra point s'en alarmer ; ce sera l'expression d'une réaction utile de l'organisme, éveillée par l'eau minérale. — C'est par cette voie que les remèdes arrivent très souvent à la cure de la maladie à laquelle on les oppose. C'est le manque absolu de réaction qui constitue la maladie chronique. Elle est une sorte d'état passif, dans lequel l'absence de lutte de la part de l'organisme perpétue la persistance. — Il faudra donc respecter la réaction survenue sous l'action de l'eau minérale, la surveiller pour la bien diriger, mais non pour la détruire.

Ainsi toutes les fois que le malade offrira ces états passifs de l'organisme, que l'on a si heureusement désignés sous les noms de constitutionnels, de diathésiques, de cachectiques, les eaux de **La Motte** trouveront une application apportune.

Il pourra en être encore de même dans des circonstances où les maladies aiguës auront cessé leur acuité et auront laissé l'organisme dans un état de passivité.

A la suite des inflammations du foie ou de la rate, ces organes restent durs, engorgés, plus ou moins volumineux ; après une péritonite ou même une entérite aiguë ou typhoïque, on voit quelquefois des indurations, des gonflements, des glandes mésentériques, des épanchements intra-péritoneaux plus ou moins abondants ; — après des accouchements laborieux, après des fausses couches suivies de métrites, il n'est pas rare de voir des engorgements du col utérin et même du corps du même organe persister avec ou sans douleur, mais sans réaction fébrile. — A la suite des fièvres graves, des méningites, des encéphalites, après des apoplexies, il reste une débilité extrême du système nerveux, qui va même jusqu'à la paralysie. Ce sont autant d'états aigus éteints, qui ont laissé une passivité chronique contre laquelle les eaux minérales auront le meilleur résultat. Parmi les indications nombreuses que ces souffrances déterminent, les eaux de La Motte ont leur bonne part. L'examen des maladies dans leur spécialité va nous en convaincre.

§ 2.

Indications des Eaux de La Motte transportées tirées de la spécialité des maladies.

Les *rhumatismes*, les *paralysies*, les *scrofules*, les *engorgements abdominaux*, *l'obésité*, sont les maladies que les eaux de La Motte modifient le mieux.

Nous pourrions y ajouter bien d'autres maladies, qui sont du domaine de la médication par les eaux salines, telles que les gastralgies, les entérites chroniques, les calculs biliaires, le catarrhe vésical, la gravelle, la goutte, le catarrhe pulmonaire chronique, la chloro-anémie, les dermatoses, etc. Mais comme cette utilité des eaux de La Motte, dans ces cas, est secondaire ; que bien d'autres sources, soit de ses analogues (chlorhydratées sodiques ou calciques), ou des sources d'une autre classe (bicarbonatées-sodiques ou calciques ; sulfurées-sodiques) leur sont généralement préférables, nous devons nous restreindre à une simple dénomination et réserver un examen approfondi pour les maladies contre lesquelles les eaux de La Motte ont une action en quelque sorte spécifique.

Et encore, parmi celles que nous avons réservées, le traitement du *rhumatisme* devra être renvoyé à la station autant que possible. Conséquemment il sort un peu de notre cadre, puisque nous n'avons ici à nous occuper que des eaux transportées.

Néanmoins, les ingénieux appareils dont la thérapeutique a été dotée depuis quelques années, tels que l'hydrofère par exemple, pourront permettre d'user, sous forme de bains, des eaux de La Motte à domicile. — Il y aura encore les fumigations et les étuves locales au moyen de petits appareils très simples et généralement connus.

Paralysie. — Le mot de paralysie éveille instantanément dans l'esprit la pensée d'une congestion cérébrale antérieure, d'une apoplexie. Il est cependant bien des paralysies partielles qui n'ont rien de commun avec une affection cérébrale et qui reconnaissent pour cause le rhumatisme, soit encore la scrofule, comme dans la paraplégie.

Ces sortes de paralysies prennent naturellement leur part du bien que les eaux de La Motte sont aptes à produire contre leurs causes et nous n'avons pas à en faire un examen particulier et spécial. Mais la paralysie, suite d'une apoplexie, l'hémiplégie enfin, est-elle susceptible de retirer des eaux de La Motte à domicile quelque avantage ?

Oui, si nous tenons compte des faits cliniques observés et de l'opinion des auteurs qui s'est basée sur ces mêmes faits. Oui, encore, si nous cherchons dans la composition chimique et l'action physiologique de l'eau les raisons de cette précieuse action curative.

Le docteur Dorgeval-Dubouchet, page 81 de son ouvrage déjà cité, exprime toutes les craintes qu'il éprouve et « la fiévreuse inquiétude » à laquelle le condamnent aussi longtemps que dure la période pendant laquelle la surexcitation, « suite inévitable de la douche, donne à la face des clients cet aspect vultueux, qui semble toujours être, dans ce cas, le précurseur d'un coup de foudre. »

Cette crainte est bien légitime et, avant d'administrer des douches à un paralytique par suite d'apoplexie, il faut être bien tranquille sur la cessation de tout état congestif du cerveau, et sur tout *molimen* hémorrhagique. Autre chose est l'administration de l'eau en boisson. — Nous n'avons pas besoin de discuter ici la différence qu'il y a entre l'administration de l'eau en douches et en boisson. Il est évident que, tandis que la douche éveille une réaction vive de tout l'organisme en excitant au superlatif

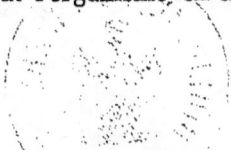

l'appareil circulatoire, la boisson de l'eau saline peut aboutir à une action sur le tube intestinal. — Action purgative, révulsive et conséquemment sédative de l'excitation cérébrale.

Nous verrons ci-après quelle est l'action des eaux chlorhydratées de La Motte sur les obstructions et pléthores abdominales, les états hémorrhoïdaires. Il est facile de comprendre pourquoi ces eaux peuvent se montrer si efficaces dans les apoplexies qui, le plus souvent, n'ont pas eu d'autres causes. — C'est par cette voie que les eaux en question produiront leur bon effet peu de temps après le coup de foudre apoplectique. C'est à dose purgative qu'il faudra les employer.

Plus tard, lorsqu'il y aura lieu de réveiller l'activité de la pulpe cérébrale, alors qu'il n'y aura plus chez elle aucun reste de congestion, d'inflammation ou d'irritation ; que l'organe encéphalique sera dans l'état d'affaissement et de débilité qui suivent les ébranlements profonds des viscères, la boisson de l'eau minérale à dose moins abondante, mais plus souvent répétée, de manière à ne point produire un effet purgatif, mais bien une légère excitation de tout le système économique, rendra spécialement à la substance cérébrale une excitation devenue nécessaire. Sa vitalité renaîtra et son activité reprendra son essor.

Aussi il n'y a point à s'étonner de lire dans les écrits de Patissier et de Buissard les cas nombreux de guérisons complètes ou d'améliorations obtenues dans des paralysies. « Sur 20, 6 ont été guéris et 14 améliorés. » (Patissier.)

L'analogie de composition des eaux de La Motte avec celles de Balaruc et de Bourbonne explique parfaitement cette utilité dans les paralysies par suite de congestions cérébrales.

Dans les paralysies par épuisement nerveux ou par atrophie des racines des nerfs, dans les atrophies musculaires progressives qui en sont la conséquence, ce ne sera qu'à la station même que l'on pourra espérer quelque amélioration, et encore !...

On sait que les plus grandes sympathies existent entre les obstructions abdominales et les états congestifs cérébraux. Les sujets à système abdominal à sang noir très-développé, chez lesquels la circulation de la veine-porte se fait mal, qui sont hémorrhoïdaires, sont sujets à des somnolences. On les voit après le repas, s'assoupir avec une figure vultueuse et la disposition apoplectique est évidente. — Les eaux de La Motte, en favorisant la circulation abdominale, en éveillant des flux hémorrhoïdaux, seront un véritable préservatif des congestions cérébrales et des paralysies consécutives à ces congestions. — La prudence recommande leur usage, comme moyen préventif, et elles seront encore d'un effet

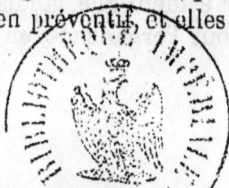

plus sûr dans ces conditions que pour remédier à une paralysie confirmée.

Malgré les avantages obtenus dans les paralysies par les eaux chlorhydratées sous forme de douches, nous croyons que c'est par la méthode doucement évacuante, longtemps soutenue, que l'on arrivera à une cure plus certaine, tout en évitant les dangers d'une nouvelle congestion encéphalique que tendent à provoquer les autres modes de l'emploi de l'eau minérale. Conséquemment, l'usage longtemps continué des eaux de La Motte à domicile, reste le moyen le plus précieux contre les paralysies que nous venons de spécifier.

Les scrofules. — La scrofule, affection essentiellement constitutionnelle, véritable diathèse qui produit ses manifestations sous des symptômes si variés, mais qui portent tellement en eux le cachet de leur cause que la moindre habitude des malades ne permet guère au médecin, un peu attentif, de ne pas facilement dévoiler en toute circonstance ce principe si regrettable et si commun de maladie, trouve dans les eaux de La Motte un de ses plus puissants moyens de curation.

Rien ici ne doit étonner. — La composition des eaux de La Motte dit assez leur action curative. Depuis des siècles, les bains de mer sont employés avec succès par les scrofuleux. Le chlorure de sodium, en si grande abondance dans l'eau de mer, a toujours été considéré comme la partie active. Cependant comme, d'une part, une solution de chlorure de sodium est loin de donner des résultats utiles contre cette maladie ; que, de l'autre, l'on connaît l'action propre des iodures et des bromures dans la scrofule, il faut bien reconnaître que ce n'est pas seul le chlorure de sodium qui vaut à l'eau de mer son efficacité. Il faut faire la part de ses autres éléments. Leur minime proportion massive n'implique pas une faible puissance dynamique.

Or, les eaux de La Motte renferment des chlorures de sodium, de potassium et des bromures ; en outre, des sulfates dont on ne saurait méconnaître l'utilité propre, soit par la qualité personnelle, soit par des décompositions et la production de sulfures et de sulfhydrates dans l'économie. — Les résultats favorables constatés quelquefois dans certains états pulmonaires (bronchorrhées) ne proviennent pas d'autres causes probablement.

Bien des secrets sont encore recélés par les eaux minérales. C'est à dérouter bien des calculs, lorsque l'on voit les eaux sulfureuses guérir des scrofuleux et acquérir, comme Barrèges, Luchon, Gréoulx, Bagnols-les-Bains, Uriage, Aix et bien d'autres, des réputations européennes méritées sous ce rapport. Comment comprendre après et s'expliquer les cures non moins nombreuses et plus radicales encore, obtenues par les eaux salines dans lesquelles le soufre ne paraît souvent pas ?

Il a semblé que les formes de la scrofule pouvaient servir à fixer sur l'indication des eaux sulfureuses ou des eaux salines. Ainsi il paraîtrait que la forme suintante de la maladie en question, c'est-à-dire les fistules, les eczéma, les opthalmies, les otorrhées, se trouvent mieux des eaux sulfureuses ; tandis que les engorgements glandulaires, les obstructions viscérales, le carreau, les tumeurs blanches, réclameraient de préférence les eaux salines. Cependant cette règle offre de si fréquentes exceptions que c'est à peine si l'on peut actuellement faire plus que l'indiquer.

A domicile, nous n'hésitons pas à donner généralement la préférence aux eaux salines sur les eaux sulfureuses. La conservation meilleure des premières y engage. Celles de La Motte, sous ce rapport, ne laissent rien à désirer.

Leur usage devra se continuer longtemps contre la scrofule, maladie toujours si opiniâtre. Elle sera employée principalement en boisson. Deux à trois verres jusqu'à un litre par jour, partie à jeun et partie aux repas, selon la tolérance des organes digestifs. — A l'extérieur, des petites douches dirigées au moyen d'un appareil pulvérisateur (1) sur les parties affectées, seront un moyen pour seconder l'effet de la boisson.

Maladies utérines. — Il faut éliminer d'emblée tous les cas qui offrent des dégénérescences organiques. Les squirrhes, les cancers, les polypes, surtout lorsque l'état constitutionnel du sujet est loin d'être rassurant. L'excitation vive que les eaux de La Motte produiraient auraient trop de chances d'éveiller une fièvre hectique imminente et de précipiter un dénoûment fatal. Néanmoins, si ces lésions organiques, pour si regrettables qu'elles soient, ont laissé encore subsister un bon état constitutionnel, un emploi bien ménagé des eaux pourra modérer les symptômes locaux et prolonger la vie. — Autour d'une dégénérescence organique acquise, dans un rayon périphérique plus ou moins étendu, les tissus subissent l'influence de la lésion et sont le siége d'une

(1) Nous croyons devoir recommander parmi tous les pulvérisateurs celui que M. Charles vient de construire sur nos indications. Cet appareil, qui offre tous les avantages de solidité et de durée, ne coûte que 15 fr. au lieu de 35 à 40 fr. qu'ont coûté ceux qui ont offert les mêmes avantages.

légère inflammation et d'un engorgement passif plus ou moins douloureux. Le bien, dans ces circonstances, produit par les eaux, résulte de l'action efficace contre ces engorgements voisins. Il y a diminution des symptômes, des souffrances, et prolongement de la vie. — C'est ainsi que dans les cas de lésion organique acquise, les eaux de La Motte peuvent encore être utiles.

Toutes les maladies chroniques de l'utérus et de ses annexes ne sont pas heureusement des lésions organiques de la nature de celles que nous venons de citer. Il est des engorgements de cet organe, de son col surtout, avec ou sans granulations ou ulcérations, nullement liés à des l sions organiques, mais suite d'accouchements laborieux, de dérangements dans les fonctions menstruelles et de bien d'autres causes qu'il serait trop long d'énumérer ici.

Il est encore des leucorrhées qui sont la conséquence d'excès de toute nature ; qui peuvent l'être aussi d'une faiblesse de constitution originelle ; soit encore d'accouchements trop fréquents. Dans ces circonstances, il y a une grande laxité des muqueuses vaginales et utérines.

Dans ces différents cas, les eaux salines de La Motte en boisson et surtout en injections auront une efficacité prompte, si dans les dernières circonstances on les emploie concurremment avec les eaux où préparations ferrugineuses. Les corps fibreux de l'utérus sont traités depuis longues années déjà, par les eaux de La Motte. Le docteur Gubian a recueilli un nombre relativement considérable d'observations de fibrômes utérins, non point guéris, mais amendés et demeurés stationnaires, grâce à l'action prolongée de la médication hydro-minérale, à la station thermale, et plus tard, par l'eau de La Motte transportée et prise en boisson et en injections vaginales.

Les eaux de La Motte seront encore indiquées dans les maladies de ces organes lorsqu'il y aura eu chez le sujet une cause spécifique et que tout état aigu sera dissipé et un traitement approprié bien suivi.

L'aménorrhée et la dysménorrhée sont souvent la suite d'un état de faiblesse des organes en question qui manquent de vitalité et d'élasticité dans leurs tissus pour exsuder le *molimen* menstruel. Ce que nous avons dit suffit pour rendre sensibles les avantages des eaux en question

Les Engorgements chroniques du foie. — Lorsque sans fièvre, un malade accuse une douleur dans l'hypochondre droit ; que, à divers intervalles, il survient une teinte ictérique, même peu marquée, les eaux de La Motte en boisson, de deux à quatre verres par jour, devront être employées. Sous leur action, l'on verra diminuer la douleur et le gonflement qui aura pu être constaté.

L'effet légèrement purgatif de l'eau saline explique assez le résultat. — Pourra-t-on espérer, par le même moyen, expulser des calculs biliaires? On aurait le droit de s'y attendre; mais il faut convenir que les eaux bicarbonatées sodiques se sont montrées beaucoup plus efficaces.

La pléthore abdominale et les hémorrhoïdes. — La pratique nous offre souvent des sujets dont le teint de la face, légèrement violacé, dénote une oxygénation incomplète du sang. Chez ces sujets, généralement hypochondriaques, la circulation du système abdominal à sang noir, se fait mal ou lentement; le sang stagne dans la veine-porte. Il y a généralement des hémorrhoïdes acquises ou qui se développent, souvent aussi des constipations fortes. — Tout cela constitue un état maladif contre lequel les eaux de La Motte se montreront souveraines, si l'on en continue l'usage pendant quelque temps et à une assez haute dose, un à deux litres par jour, selon les sujets, partie à jeun, partie aux repas.

Le mode d'action est facile à saisir par la sécrétion intestinale que les eaux déterminent.

On arrive aussi, par le même moyen, à résoudre les autres obstructions abdominales qui consistent en engorgements de certains viscères, des glandes mésentériques, des ovaires, etc.

Maladies des reins et de la vessie. — La vertu désobstruante des eaux chlorobromurées qui nous occupent s'étend naturellement aux glandes reinales. La sécrétion plus abondante d'urine qu'elles provoquent réveille l'activité de ces organes de sécrétion.

Dans quelles conditions la vessie pourra-t-elle en recevoir un salutaire effet?

Ce ne sera assurément pas dans le catarrhe vésical aigu; mais une muqueuse vésicale qui aura été longtemps le siége d'une phlogose aiguë ou subaiguë, retrouvera dans les eaux de La Motte une tonicité qu'elle avait perdue.

Obésité. — Faut-il donner le nom de maladie à un état de l'organisme qui n'est, en somme, qu'une exagération de l'état normal?

Que l'on qualifie l'obésité de maladie ou non, il est incontestable qu'elle est par elle-même une cause de souffrance qui mérite toute l'attention tant par elle-même que par les autres maladies dont elle favorise l'apparition.

L'obésité n'est pas toujours idiopathique, c'est-à-dire une exagération du développement de la partie graisseuse principalement et d'une exagération de la nutrition de nos organes, ne reconnaissant pour cause qu'une hérédité ou disposition constitutionnelle. — Souvent nous la voyons liée à une maladie du cœur surtout, ou à un engorgement d'un autre viscère.

C'est spécialement contre l'obésité idiopathique que nous recommandons les eaux salines de La Motte.

L'on n'a que trop occasion de constater dans la pratique l'inanité des moyens employés contre ce développement excessif. — Les jeûnes, les abstinences, les privations incessantes des aliments les plus appétés ; l'usage des acides, des épices, du maigre obstinément, des fruits à coque exclusivement. Dieu sait à quelles privations ne se soumettent pas les personnes atteintes de ce développement hypertrophique général ! — Nous ne parlons pas même de ces personnes du sexe qui, par un pur sentiment de coquetterie, ne veulent pas engraisser. Ce ne sont pas celles qui s'imposent le moins de sacrifices dans leur régime culinaire pour atteindre leur but.

Eh bien ! soit nécessité hygiénique, soit pure fantaisie, les unes et les autres trouveront dans l'usage des eaux salines de La Motte le moyen de combattre cette disposition de leur organisme qui fait leur tourment.

L'obésité se montre le plus souvent chez les personnes lymphathiques, fortement portées à la scrofule qu'on a appelée torpide. Ce que nous avons dit des eaux salines contre ce dernier état diathésique nous explique les résultats obtenus dans l'obésité. D'ailleurs, sous l'action des eaux de La Motte, les sécrétions sont activées. Elles produisent une grande déperdition de substance et l'organisme est privé d'autant

Cette explication est loin d'être suffisante. Il se passe, assurément, d'autres phénomènes chimico-dynamiques dans la trame des tissus, qui demanderaient des études expérimentales du plus grand intérêt. Elles fourniraient l'explication des faits cliniques observés. Il est plus que probable que les principes minéraux des eaux de La Motte agissent chimiquement sur ces collections excessives de matières graisseuses, les décomposent et, sous d'autres composés, les éliminent par les émonctoires naturels de l'organisme.

Les intéressantes études du docteur Bergeret sur les liquides de l'organisme, publiées dernièrement dans le *Lyon-Médical*, rendent sensible ce que nous venons d'exposer. Quand on réfléchit à la quantité énorme des liquides qui composent notre être, relativement aux solides (90 p. 100), on est moins surpris de l'influence si étendue de la médication hydro-minérale.

La solubilité et la dissolution sont la condition physique indispensable à toute substance médicamenteuse ou nutritive pour pénétrer dans le système circulatoire et pouvoir arriver à la composition des tissus. En présence de l'action médicamenteuse énergique des minimes quantités des substances qui se trouvent dans les eaux minérales, comparativement à l'effet moindre de ces mêmes substances administrées sous forme solide, n'est-il pas probable que c'est l'état de solubilité et de dissolution qui donne aux premières un si grand avantage?

IV.

PROPHYLAXIE.

Les eaux salines de La Motte ont-elles des vertus prophylactiques? Dans quelles circonstances peut-on y avoir recours sous ce rapport?

Toutes les fois qu'une eau minérale produit un remontement général de l'organisme avant que son action se soit manifestée sur la maladie locale, l'on peut compter sur son action prophylactique.

Toutes les sources minérales sont douées en général de cette propriété de remonter l'état constitutionnel dès le début de leur emploi. Cependant il y a des exceptions. Ainsi les eaux dites sédatives, hyposthénisantes, n'offrent pas ce caractère. Ce sont les excitantes qui en sont toutes douées à leur griffon, mais à des degrés divers. Si l'on faisait un classement sous ce rapport, on aurait au premier rang les eaux sulfureuses et au dernier les bicarbonatées sodiques. Les salines occuperaient un terme moyen.

Cette propriété peut diminuer beaucoup par le transport, et on peut dire qu'elle est en raison de la conservation de l'eau. Il y a aussi à tenir compte du manque des moyens d'application (bains et douches) dont on est privé à domicile. Malgré cela, il reste encore aux eaux salines de La Motte des propriétés d'excitation de tous les systèmes de l'économie qui se traduisent, sous peu de jours, par des symptômes très-caractérisés.

Ainsi, étant donné un sujet qui présente des symptômes généraux de l'affection scrofuleuse, soit même les caractères bien connus du simple lymphatisme, la peau se colore, l'abattement diminue, l'énergie locomotrice augmente et les fonctions digestives sont plus actives.

Les maladies chroniques sont presque toujours précédées d'un appauvrissement de la constitution. Le médecin attentif pourra toujours distinguer cet état d'imminence de la maladie, de celui qui est la conséquence d'une lésion locale acquise.

Une maladie aiguë peut être suivie d'une altération de l'organe qui en a été le siége. Cet organe reste frappé d'un état passif chronique, après l'avoir été d'un état actif aigu. Dans cette circonstance, l'état général n'est que secondairement atteint. Il n'y a pas de diathèse, et comme prophylactiques les eaux minérales n'auront rien à faire.

Il en sera autrement lorsque, sans aucune lésion locale, on verra, ce qui n'est pas rare, la constitution s'altérer, le sujet perdre son énergie ; ses fonctions vitales languir.

L'usage immédiat des eaux salines de La Motte dissipera tous ces symptômes prodromiques de maladies chroniques dont les manifestations locales ne se feraient pas longtemps attendre, telles que caries osseuses, fistules, engorgements glandulaires, engorgements des viscères abdominaux.

La lenteur avec laquelle les maladies chroniques se développent laisse dans une sécurité fallacieuse les personnes qui en sont menacées. On ne saurait trop les prendre au berceau pour les détruire dans leur germe.

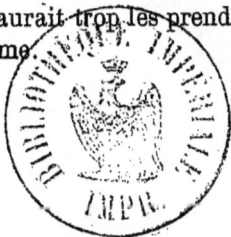

FIN.

www.ingramcontent.com/pod-product-compliance
Lightning Source LLC
Chambersburg PA
CBHW070201200326
41520CB00018B/5495